ÉTUDE CLINIQUE

DES

RAPPORTS DE LA SYPHILIS

ET DU TABES

PAR

Socrate LAGOUDAKY

DOCTEUR EN MÉDECINE DE LA FACULTÉ DE PARIS
CHEVALIER DE L'ORDRE DU SAUVEUR
ANCIEN EXTERNE DES HOPITAUX DE PARIS

PARIS
HENRI JOUVE
IMPRIMEUR DE LA FACULTÉ DE MÉDECINE
15, rue Racine, 15

1894

Hommage à la Bibliothèque Nationale Dr Lagoudaky

ÉTUDE CLINIQUE

DES

RAPPORTS DE LA SYPHILIS

ET DU TABES

PAR

Socrate LAGOUDAKY

DOCTEUR EN MÉDECINE DE LA FACULTÉ DE PARIS
CHEVALIER DE L'ORDRE DU SAUVEUR
ANCIEN EXTERNE DES HOPITAUX DE PARIS

PARIS
HENRI JOUVE
IMPRIMEUR DE LA FACULTÉ DE MÉDECINE
15, rue Racine, 15

1894

A LA MÉMOIRE DU FONDATEUR DE LA NEUROLOGIE MODERNE

LE PROFESSEUR J.-M. CHARCOT

A LA MÉMOIRE DE MA MÈRE

A MON CHER ET TRÈS HONORÉ MAITRE

M. LE PROFESSEUR STRAUS

Membre de l'Académie de médecine

Témoignage de mon profond respect et de ma vive reconnaissance.

A JEAN LAGOUDAKY

A MES BIENVEILLANTS AMIS

MM. Théodore P. DÉLYANNIS, ancien premier-ministre de Grèce. Jean MACÉ, sénateur inamovible. W. H. GUTTERIDGE. Georges MISTRIOTIS, ancien recteur de l'université d'Athènes. PUPIN, secrétaire de la Faculté de médecine de Paris. M. D. SÉIZANIS. Professeur Georges PAGIDAS. Jean CAMPOUROGLOS. L. W. COURTENAY. Professeur Jean BAYARD. Toussaint SUZZARINI. Dr CALLIBOURCÈS. Dr PAPADAKIS. Dr PHANDRIDES. E. KYRIACOPOULO. Georges ANASTASIO.

ÉTUDE CLINIQUE

DES

RAPPORTS DE LA SYPHILIS ET DU TABES

Après la publication du dernier ouvrage de M. le professeur Fournier (1) et l'adhésion aux idées de M. Fournier, en ce qui concerne l'étiologie du tabès, d'un des élèves, devenu maître à son tour, de la Salpêtrière, M. Pierre Marie, il serait téméraire de venir jeter une voix discordante à l'encontre de l'opinion de M. Fournier.

Cependant, il ne faut pas oublier que, en cette matière, le plus illustre des neurologues

1. *Les affections parasyphilitiques*, Paris, 1894.

était en opposition avec l'éminent professeur de l'hôpital Saint-Louis.

D'autant plus, que tout ce qui a été écrit sur cette question se base sur les différentes statistiques, publiées un peu partout, et plus ou moins bien faites. Et, malheureusement, en l'état actuel de la science, il est bien difficile d'établir autrement que par les statistiques que la syphilis est ou n'est pas la cause primordiale du tabès. C'est aussi l'opinion de M. Marie : « C'est surtout par la méthode statistique qu'il faut procéder dans une question de ce genre » (1).

Mais il est bien difficile de dresser une statistique, surtout sur une question de ce genre, où chacun veut voir ce qu'il désire au détriment du reste.

En effet, on examine aujourd'hui la question de l'étiologie du tabès au point de vue de sa connexion avec la syphilis, et au point de vue de son hérédité nerveuse, comme cause fondamentale.

M. le professeur Raymond, dans son article sur le tabès, publié, en 1885, dans le *Dictionnaire encyclopédique des sciences médicales*, donne les statistiques suivantes, relatant la proportion des cas de tabès avec antécédents syphilitiques :

1. *Leçons sur les maladies de la moelle*, Paris, 1892. Tabès étiologie.

Par MM.	Quinquaud.	100	pour 100
	Fournier.	91	—
	Althaus	90	—
	Erb	88	—
	Seguin	72	—
	Gowers.	70	—
	Pucinelli	43	—
	Remak.	21	—
	Bernhardt	22	—
	Fischer	15	—
	Westphal.	14	—

Cependant, M. Raymond ne se prononce ni pour la statistique de M. Fournier, ni pour celle de Westphal ; il croit devoir faire ressortir deux points, d'après les nombreux documents que cette question a mis au jour : 1° dans un très grand nombre de cas de tabès, la syphilis figure parmi les antécédents pathologiques du malade ; 2° les essais tentés par les partisans de l'origine syphilitique du tabès, dans le but d'appliquer les agents de la médication spécifique au traitement de cette maladie, n'ont point jusqu'ici donné des résultats bien encourageants.

Mais M. Marie, argumentant pour l'origine syphilitique du tabès, tranche autrement ce litige : « Le nombre de tabétiques, dit-il (*Leçon sur l'étiologie du tabès*), chez lesquels l'existence d'une syphilis antérieure peut être retrouvée, serait d'après :

MM. Fournier de	91 à 98 pour 100.
Erb.	88 —
Rumpf. . .	80 —
Althaus. . .	90 —

« A côté de ces chiffres, je dois, pour être juste, citer ceux de MM. Gowers, Seguin, qui varient de 70 à 53 pour 100; quant à ceux de M. Westphal, qui n'atteignent que 14 pour 100, ils sont tellement différents des précédents et de ce que j'ai pu moi-même observer, que je me vois forcé d'admettre que sa statistique s'est trouvée viciée par quelque importante cause d'erreur ; je la crois inutilisable ».

Naturellement donc, ceux qui défendent la thèse contraire, acceptent plutôt que toute autre, la statistique de Westphal.

Dans ces conditions, il est extrêmement difficile de se faire une idée nette sur ce point de l'histoire du tabès, d'autant plus que les deux camps sont de la meilleure foi du monde. C'est même pour cela que M. Fournier nomme (*Aff. Parasyph.*, p. 128) « guerre acharnée », la discussion de son opinion par l'Ecole de la Salpêtrière. Cette guerre acharnée de la part de l'Ecole de la Salpêtrière, est plutôt une défense qu'une attaque. Car mon illustre maître, en rejetant la syphilis, comme cause prépondérante du tabès, défendait une idée philosophique qui lui était si chère, et qu'il a si souvent développée : l'entité morbide de la famille névropathique.

Néanmoins, je dois déclarer que jusqu'aujourd'hui les mêmes armes ont défendu la bonne parole du maître et la parole de ses adversaires : à des statistiques on oppose des statistiques, et c'est tout ; mais, certes, cela n'est pas suffisant, car les statistiques de la Salpêtrière ne peuvent qu'incliner du côté de la statistique de Westphal ; et les statistiques de Saint-Louis ne peuvent que donner 90 syphilitiques pour 100. Cela paraît paradoxal, mais nous le croyons pour les raisons suivantes : Tout malade ayant eu la syphilis rapporte fatalement à la syphilis toute affection ultérieure de son système nerveux, et cela d'autant plus que le malade est plus intelligent. Dans ce cas ces malades vont consulter directement M. Fournier, attirés à si juste titre, par sa réputation universelle, ou envoyés par leurs médecins consultants. De même que les tabétiques pauvres, ou vont directement à Saint-Louis, ou y sont envoyés du Bureau central dès qu'on leur trouve la moindre trace de syphilis.

De même pour la Salpêtrière, la plupart des malades qui y allaient pour consulter le chef, accusaient des antécédents nerveux, et ceux qui y étaient envoyés par des médecins de province, ou de l'étranger, se présentaient avec une lettre de leurs docteurs où toujours on lisait cette phrase : il n'a pas eu la syphilis. Pendant deux ans j'ai été chargé par le chef de clinique, M. Gilles de la Tourette, ce maître doublé d'un ami sincère, de tenir le cahier des observations, et toujours j'ai remarqué cette phrase stéréotypée : il n'a pas eu la syphilis.

Il est donc absolument certain qu'à Saint-Louis on verra toujours des malades ayant eu la syphilis, comme à la Salpêtrière on verra toujours les autres, et très peu de syphilitiques, et parmi ces derniers, ceux surtout qui ont été traités inutilement par l'hydrargyre.

Cette façon d'envisager la question est confirmée par l'historique de l'étiologie du tabès. En France, Trousseau, Vulpian, Charcot, pour ne citer que les étoiles de première grandeur, admettent l'hérédité nerveuse, comme cause du tabès. Trousseau, en 1865, dans le nouveau *Dictionnaire de Médecine et de Chirurgie pratiques*, et plus tard, en 1873, dans sa Clinique médicale de l'Hôtel-Dieu, croyant que le tabès était une névrose, trouve toujours cette maladie associée dans la même famille avec l'idiotie, l'épilepsie, l'aliénation, le suicide, les accidents nerveux bizarres, etc.

Vulpian constate (1) que la syphilis se trouve très souvent parmi les antécédents personnels des tabétiques. Cependant, malgré cette consta-

1. *Maladies du système nerveux*, p. 245, Paris, 1879.

tation, il accepte avec Trousseau le rôle de l'hérédité nerveuse et conclut ainsi (p. 247) : « Enfin, il faut bien reconnaître l'existence d'une prédisposition spéciale, d'une idiosyncrasie particulière chez les malades atteints d'ataxie, même à la suite des causes les moins contestables, à la suite, par exemple, de la syphilis. Autrement, on n'expliquerait pas comment l'ataxie est, en somme, une conséquence relativement rare de ces causes, de la syphilis entr'autres. »

Quant à l'Ecole de Charcot, tout le monde sait qu'elle considère l'hérédité nerveuse comme la cause primordiale du tabès ; les autres influences étiologiques, telles que la syphilis, les excès de tout genre, le traumatisme, ne jouant que le rôle de causes déterminantes. M. Ch. Feré (1) (*La famille névropathique*) a traité à fond cette question, d'après les leçons de Charcot; et le mémoire de MM. Ballet et Landouzy met bien en relief l'influence de l'hérédité sur le développement du tabès. Et M. le professeur Raymond, quoique reconnaissant que dans beaucoup de cas la maladie frappe des individus sans antécédents névropathiques héréditaires apparents, ajoute : « Que les tabétiques portent quelquefois l'empreinte irrécusable de l'hérédité névropathique, sous forme d'une asymétrie de

1. *Archives de neurologie*, janvier 1884.

la face ou du crâne ; on rencontre assez souvent chez ces malades quelque autre malformation » (*Tabès in Dict.* cité).

D'un autre côté, les syphiliographes n'ont jamais vu que la syphilis dans le tabès, à cause de la spécialité de leur clientèle. M. Fournier (1) « revendique pour lui d'avoir constaté et tenté le premier d'établir une connexion étroite de causalité entre la syphilis et le tabès ».

M. le Dr J. Ferry (2) dans sa thèse inaugurale accepte la façon de voir de M. le professeur Fournier. Cependant, sa statistique, citée souvent, mais à d'autres points de vue, plaide justement contre les théories qu'il admet. La voici :

Cas sans indication étiologique	60
Arthritisme, froid, refroidissement	48
Plusieurs causes réunies.	41
Syphilis.	18
Hystérie.	12
Hérédité nerveuse.	11
Traumatisme	9
Troubles des organes génitaux	7

1. *Annales de dermatologie et de syphiligraphie*, 1875-1876, t. VII, p. 187.

2. *Recherches statistiques sur l'étiologie de l'ataxie locomotrice*, Paris, 1879, n. 35.

Alcoolisme	5
Emotions, fatigues	5
Syphilis probable	3

Et M. Ferry ajoute : « Pour nous, nous avons relevé des faits qui plaident en faveur de l'influence de la syphilis sur le développement du tabès. Mais ce qui ne laisse pas que de nous surprendre, c'est d'avoir trouvé si peu de syphilitiques : 21 pour 219 cas de tabès ».

En 1879 et 1881, M. Erb se prononçait en faveur de cette opinion de M. Fournier, ainsi que les autres syphiliographes étrangers. Mais il ne faut pas oublier que M. Erb, outre sa réputation de névropathologiste, est célèbre aussi comme syphiliographe.

En 1882, M. Fournier, dans un livre spécial (1), résume la question, en affirmant que la syphilis est la cause principale du tabès, et en acceptant une influence secondaire de l'hérédité nerveuse. Après la publication de ce livre, l'Académie de Médecine a destiné un prix au meilleur mémoire concluant sur cette question, et a couronné celui de MM. Ballet et Landouzy.

Ces savants observateurs concluent que la cause dominante du tabès : « c'est la prédisposition nerveuse héréditaire. » Ils basent leur affirmation sur des faits cliniques indiscutables,

1. *De l'ataxie locomotrice d'origine syphilitique.* Paris, 1882.

et dressent une statistique de 138 cas de tabès. D'après cette statistique, nous avons 22 syphilitiques pour 100. Certes, nous sommes loin de 93 pour 100 de la statistique de M. Fournier. Eh bien, à quoi devons-nous attribuer cette énorme différence entre la statistique de M. Fournier et celle-là ? Faut-il dire avec M. Fournier : « On peut affirmer que les neuf dixièmes des tabétiques, au moins, sont d'anciens syphilitiques. Encore cette évaluation ne répond-elle bien sûrement qu'à un minimum. En fait, dans la réalité des choses, la proportion des antécédents de syphilis dans le tabès doit être forcément supérieure aux chiffres que ne parviendront jamais à lui assigner les meilleures statistiques, et cela pour une raison bien simple : c'est que nombreuses, bien plus nombreuses qu'on ne le croit généralement, sont les syphilis qui presque nécessairement se dérobent à l'observateur le plus expert et le plus consciencieux, alors surtout qu'il s'agit de recherches rétrospectives dans un passé plus ou moins lointain. Citons comme telles, sans parler des syphilis dissimulées, les syphilis ignorées dont la fréquence surabonde ; les syphilis accidentelles d'origine non vénérienne (syphilis vaccinale, par exemple, syphilis « *insontium* », etc.) ; la syphilis conceptionnelle, qui n'a pas encore fait sa trouée dans le public médical ; la syphilis héréditaire, etc. ? (Aff. Parasyph.). En lisant ces paroles de

M. Fournier, qui croira jamais que des praticiens tels que MM. Ballet et Landouzy soient incapables de décéler la syphilis chez un malade ? D'autant plus que ces savants avaient pris toutes les précautions possibles et imaginables pour que la syphilis ne pût en aucune façon échapper à leur observation. Voici leur raisonnement, d'une logique rigoureuse (1) : « Pour taxer tel malade de syphilitique, il nous a suffi que celui-ci nous dit avoir eu autrefois un ou des chancres quelquefois accompagnés de bubons suppurés, sans retrouver d'ailleurs aucune trace d'antécédents secondaires ou tertiaires. Nous n'ignorons pas que la syphilis peut passer inaperçue du malade. Mais si les renseignements fournis par les intéressés sont à cet égard souvent fautifs, ceux qui concernent les antécédents héréditaires le sont bien plus encore. »

D'ailleurs, admettons le raisonnement de M. Fournier. Eh bien ! combien de syphilis ignorées pour 100 tabétiques se dérobent-elles à l'observateur le plus consciencieux ? M. Fournier se charge de la réponse. Dans ses Leçons sur la période pré-ataxique du tabès d'origine syphilitique (2), il répartit 146 observations nouvelles de tabès comme il suit (p. 321) :

1. Ballet et Landouzy. *Annales médico-psychologiques.* Janvier 1884. Paris.

2. Fournier. *Leçons*, etc. Paris, 1885.

Sans antécédents de syphilis.	9 cas.
Antécédents possibles mais non démontrés.	22 cas.
Antécédents avérés	112 cas.
Antécédents de syphilis héréditaire.	3 cas.
Total. . .	146 cas.

Si donc sur 146 tabétiques, M. Fournier a trouvé 112 malades qui avouaient avoir été infectés (chancres indurés, syphilides, plaques muqueuses, etc.), pourquoi, parmi 138 cas, MM. Ballet et Landouzy, au lieu de 28, n'auraient-ils pas trouvé 100 cas au moins de syphilis avérée? M. Fournier le dit, à la même page citée : « J'ai réuni, depuis deux ans et demi, 146 observations nouvelles de tabès. Et tout d'abord, qu'on ne s'étonne pas trop de ce chiffre qui peut paraître considérable, eu égard à la fréquence peu commune du tabès. Il a son explication, d'une part, dans l'énorme consultation externe de l'hôpital Saint-Louis, éminemment féconde en cas pathologiques de tout genre, et d'autre part, dans le concours d'amis et de collègues bienveillants qui, connaissant les recherches que je poursuis sur ce sujet, ont obligeamment dirigé nombre de tabétiques sur mon service ».

Parfaitement, on vous envoyait les tabétiques syphilitiques; mais les autres étaient envoyés à la Salpêtrière.

En 1891, le professeur Erb (1), dans deux statistiques publiées sur le sujet, est arrivé aux chiffres suivants comme fréquence d'antécédents syphilitiques dans le tabès : première statistique : 88 pour 100; seconde : 89 pour 100 (*Aff. Parasyph.*, p. 126).

Ces statistiques de M. le professeur Erb, ajoutées à toutes les précédentes, ont déterminé un des élèves de Charcot, M. Marie, à prendre parti pour l'origine syphilitique du tabès (2). « Les autres éléments étiologiques, dit-il, sont donc ou nuls ou négligeables. La vraie, je dirais presque la seule cause du tabès, c'est la syphilis. Cette notion de la nature syphilitique du tabès est due à l'un des plus éminents maîtres de cette Faculté, à M. Fournier, qui, dès 1876, commençait à l'enseigner dans ses cours, et qui, dans la suite, a consacré à sa démonstration des travaux que vous connaissez tous ».

Enfin un élève de M. Fournier, M. Darier (3), écrit : « Jusqu'à ces dernières années, l'étiologie du tabès dorsalis paraissait aussi obscure que celle des autres maladies des centres nerveux. On en était réduit à incriminer une foule

1. Erb. *Zur Aetiologie der Tabes. Berliner Klinische Woch.* 1891, n° 29.

2. *Leçons sur les maladies de la moelle*, Paris, 1892. *Leçon sur l'étiologie du tabès.*

3. *Manuel de médecine*, publié sous la direction de MM. Debove et Achard, t. III, p. 555, Paris, 1894.

de causes banales, telles que le froid, le rhumatisme, le surmenage, les excès vénériens, etc., que l'on voyait plus ou moins souvent figurer dans les antécédents des malades. La notion du rôle étiologique prépondérant de la syphilis, notion récemment introduite dans la science, est venue jeter une vive lumière sur cette question et reléguer au second plan l'influence des diverses conditions précédemment invoquées. C'est incontestablement à M. Fournier que revient l'honneur d'avoir établi qu'il ne s'agit pas là d'une coïncidence fortuite, mais d'une relation que les statistiques démontrent assez fréquente pour qu'on doive nécessairement lui reconnaître une signification au point de vue étiologique ».

Comme dernier argument décisif arrive le livre de M. Fournier (Affections parasyphilitiques). Dans ce livre (p. 126) M. Fournier constate « que *toutes* (toutes est souligné par M. Fournier) les statistiques, à des degrés divers, ont témoigné dans le même sens, à savoir : la fréquence plus ou moins considérable, parfois énorme, en tout cas formellement significative, d'un passé syphilitique chez les sujets affectés de tabès ».

Nous aurions pu répondre à M. Fournier que toutes les statistiques ne témoignent pas dans son sens, et lui citer celle de Eisenmann (1),

1. Eisenmann. *Die Bewegungs — Ataxie. Wien.*, 1863.

qui sur 62 cas observés par lui, déclare n'en pas connaître un seul dans lequel l'étiologie syphilitique lui paraisse nettement établie ; mais nous préférons choisir le témoignage du vénérable Duchenne (de Boulogne), et continuer cette citation rapportée par M. Fournier dans son livre (1) : « Quelques sujets ont subi l'infection syphilitique constitutionnelle ». Duchenne de Boulogne donc, ajoute : « c'était la seule cause rationnelle ou apparente de l'ataxie locomotrice, mais elle n'était rien moins que certaine, car en dehors des caractères propres à la syphilis, à ses différentes périodes, l'ataxie locomotrice ne présentait dans ces cas aucun symptôme nouveau ou spécial. Quelquefois, il est vrai, les douleurs propres à cette maladie s'exaspéraient la nuit ou se faisaient sentir le plus ordinairement la nuit, mais c'est ce que l'on observe également lorsqu'il n'existe pas de cause syphilitique. La médication spécifique prescrite ordinairement alors, aurait pu du moins servir de pierre de touche. Hélas ! on a vu, dans les cas que j'ai relatés, qu'elle n'a paru exercer aucune influence favorable sur la marche de la maladie ».

Par conséquent, les quelques cas que Duchenne de Boulogne a observés ont servi à refuter les assertions actuelles de M. Fournier.

1. Fournier. *Aff. Parasyph.*, p. 124. Paris, 1894.

Nous pouvons dire la même chose : « Des antécédents de syphilis relevés dans maintes observations par Topinard, Marius Carre, etc. » (*Aff. Parasyph.*, p. 124). En effet, en 1864, l'Académie de médecine a couronné (prix Civrieux) l'ouvrage considérable de Topinard sur l'ataxie locomotrice, et a récompensé d'une mention honorable celui de Marius Carre. Eh bien, Topinard, malgré un relevé de 15 syphilitiques sur 114 observations de tabès, ne croit nullement qu'il soit possible d'en tirer une conclusion affirmative bien évidente : « L'influence, dit-il (1), de la syphilis, est moins évidente, et bien que des accidents spécifiques antérieurs soient signalés 15 fois sur 114 observations, je n'en ai pas rencontré une seule de concluante ».

Mais Marius Carre, l'autre auteur cité par M. Fournier, va encore plus loin ; sur 60 cas il trouve 6 syphilitiques, 7 qui ont eu la blennorrhagie, et 6 chancres mous : « On voit, dit-il (2), par là, que la syphilis n'est pas plus fréquente que les autres maladies vénériennes locales ; on peut se demander, par conséquent, si elle n'est pas aussi étrangère à l'ataxie locomotrice que le chancre simple et la blennorrhagie, si ce n'est pas, en un mot, une coïncidence accidentelle. »

1. Topinard. *De l'ataxie locomotrice*, p. 365. Paris, 1864.
2. Marius Carre. *Ataxie locomotrice*, p. 249. Paris, 1865.

En résumé, tous les mémoires couronnés par l'Académie de médecine (Prix Civrieux), y compris celui de 1884 de MM. Ballet et Landouzy, concluent dans un sens opposé à celui de l'éminent auteur des *Affections Parasyphilitiques.*

Cependant, M. Fournier a toujours opposé à ces statistiques des neurologues son argument favori : « Nombreuses sont les syphilis qui presque nécessairement se dérobent à l'observateur le plus expert et le plus consciencieux, alors surtout qu'il s'agit de recherches rétrospectives dans un passé plus ou moins lointain. »

Le seul reproche que M. Fournier pourrait faire aux statistiques des neurologues serait celui-ci : qu'elles n'ont pas été dressées à Saint-Louis, mais dans les autres hôpitaux, où l'élément syphilitique se trouve en minorité. Ce reproche, il ne peut guère l'adresser à la statistique que nous publions aujourd'hui, parce qu'elle a été faite dans des conditions exceptionnelles, où les tabétiques, avec antécédents syphilitiques ou névropathiques, se trouvaient nécessairement réunis ensemble dans des proportions normales. Tout le monde se rappelle la vogue extraordinaire du traitement du tabès par la suspension. Pendant un certain temps, et avant que ce traitement fût institué dans les autres hôpitaux, presque tous les tabétiques de Paris venaient frapper du talon le pavé de la Salpêtrière pour se faire suspendre. C'est alors que nous avons pu prendre l'observation de 212 malades, avec toutes les garanties possibles. Tous ces malheureux et très intelligents parisiens répondaient de leur mieux à nos questions, mais surtout les syphilitiques, qui connaissaient avec une précision étonnante l'époque, et même le mois, de leur infection. En effet, il faut croire que même en Chine, où on ne traite la syphilis qu'avec les herbes, cette terrible maladie impressionne vivement ses victimes. Néanmoins, dans notre statistique, quelques malades ont été rangés parmi les syphilitiques, comme l'ont fait MM. Ballet et Landouzy, parce qu'ils avaient plusieurs chancres à la fois avec des bubons, ou certaines cicatrices douteuses, ou autre chose de suspect. D'autre part, nous avons consigné seulement comme antécédents névropathiques les cas avérés d'hystérie, de tabès, d'épilepsie, de folie, de paralysie générale, de suicide et d'idiotie dont se trouvaient atteints les parents directs ou collatéraux du patient. Je dois ici remercier de tout mon cœur mon maître et ami, M. le Dr Dutil, ancien chef de clinique à la Salpêtrière, qui, quoique notre illustre maître l'eût prié de publier avec moi ce travail, m'a permis d'en tirer seul le profit.

Ces 212 cas de tabès, nous les avons divisés en quatre groupes :

I. — Syphilis et hérédité nerveuse combinées ;

II. — Hérédité nerveuse seule ;
III. — Syphilis seule ;
IV. — Ni syphilis, ni hérédité nerveuse.

Nous avons donc, premier groupe : 28 tabétiques âgés :

De 24 à 28 ans.	5 cas.
30 à 35 ans.	8 cas.
36 à 42 ans.	8 cas.
45 à 62 ans.	7 cas.
Total	28 cas.

Signalons, comme particularité, un malade de 38 ans, ayant eu la syphilis à 20 ans, et dont le frère est devenu tabétique à 41 ans, sans jamais avoir eu la syphilis. Parmi ceux qui ont été rangés dans le groupe II : hérédité nerveuse seule, il s'en trouve quelques-uns ayant des parents tabétiques, mais nous citons ce cas plus particulièrement, parce que les deux frères venaient en même temps se faire suspendre à la Salpêtrière. Nous pouvons faire encore une autre remarque : combien d'années après l'infection syphilitique le tabès a-t-il fait son apparition ?

De 3 à 5 ans après . . .	4 cas.
7 à 12 — . . .	11 cas.
13 à 20 — . . .	7 cas.
21 à 27 — . . .	6 cas.
Total. . .	28 cas.

Si la syphilis était la cause principale du tabès, alors pourquoi cette immense différence entre le cas dont le début remonte à 3 ans après l'infection syphilitique, et l'autre qui remonte à 27 ans?

Deuxième groupe : 44 tabétiques âgés :

De 25 à 29 ans	....	8 cas.
30 à 35 ans	....	17 cas.
36 à 42 ans	....	10 cas.
43 à 57 ans	....	9 cas.
Total	....	44 cas.

Troisième groupe : 63 tabétiques âgés :

De 19 à 27 ans	....	3 cas.
30 à 35 ans	....	20 cas.
36 à 42 ans	....	15 cas.
43 à 50 ans	....	25 cas.
Total	...	63 cas.

Signalons comme particularité, un jeune ataxique de 24 ans, dont la maladie, le tabès, a été diagnostiquée à la Salpêtrière, alors qu'il n'avait que 19 ans ; ce malade a contracté la syphilis à 22 ans, c'est-à-dire trois ans après le tabès. Ainsi, au lieu de 63 cas, nous en avons 62, dont le début de la maladie après l'infection syphilitique remonte à :

De 2 à 6 ans après	. . . .	6 cas.
7 à 12 —	. . . .	21 cas.
13 à 20 —	. . . .	16 cas.
21 à 32 —	. . . .	19 cas.
Total	. . . .	62

Nous remarquons dans ce groupe, où la syphilis seule est en cause, que le tabès apparaît plus tard après l'infection syphilitique, que dans le premier groupe où la syphilis se trouve combinée avec l'hérédité nerveuse.

Quatrième groupe : 77 tabétiques âgés :

De 18 à 29 ans	. . . .	11 cas.
30 à 35 ans	. . . .	19 cas.
36 à 42 ans	. . . .	17 cas.
43 à 66 ans	. . . .	30 cas.
Total	. . . .	77 cas.

Signalons en outre que dans ce dernier groupe se trouvent les tabétiques les plus âgés et les plus nombreux.

En résumé, nous avons :

Syphilis et hérédité nerveuse combinées.	28 cas.
Hérédité nerveuse seule.	44 cas.
Syphilis seule.	63 cas.
Ni syphilis ni hérédité nerveuse. . .	77 cas.
Total. . .	212 cas.

Il y a donc une proportion de 29 syphilitiques pour 100, d'après notre statistique, dressée, comme nous avons dit, dans des conditions exceptionnellement favorables pour connaître la vérité. Et si nous y ajoutions les 28 cas pour 212, où la syphilis et l'hérédité nerveuse se trouvent combinées, alors nous aurions une proportion de 42 syphilitiques pour 100. Dans sa thèse inaugurale, M. Preuss (1), après avoir cité un certain nombre de statistiques, plus ou moins favorables pour l'origine syphilitique du tabès, en prend la moyenne et arrive au chiffre de 39 syphilitiques pour 100 tabétiques. Ce chiffre, par conséquent, est sensiblement semblable à celui auquel nous arrivons nous-même par une autre voie. M. Preuss résume ainsi ses conclusions : « Il n'est pas exact de dire, comme Erb : que personne n'a chance de devenir tabétique, s'il n'a été préalablement syphilitique, ni comme Leyden : que la syphilis doit être effacée comme étiologie du tabès. »

Tout dernièrement, en Allemagne, le Dr Isaac (2), en examinant les plus récentes recherches sur les relations entre le tabès et la syphilis, et en s'appuyant plutôt sur des raisons anatomo-pathologiques que sur les statistiques, conclut ainsi :

1. Julius Preuss. *Ueber die Syphilis als Ætiologie der Tabes dorsalis.* Thèse de Berlin, 1886, p. 7 et p. 14.

2. *Berliner Klinische Wochensch*, 16 avril 1894.

1° Les statistiques ne sont pas assez exactes pour permettre des conclusions étiologiques.

2° La syphilis n'est pas en rapport étiologique avec le tabès, sauf peut-être comme influence débilitante du système nerveux.

3° Le tabès est une contre-indication du traitement antisyphilitique.

M. Isaac nous apprend en outre que « jusqu'ici il n'y a comme adversaires marquants en présence que Fournier contre Farnowsky, tous deux syphilidologues ».

Eh bien, est-ce que cette coïncidence n'est pas étrange? D'un côté, le neurologue Erb, en opposition avec Charcot et d'accord avec M. Fournier; et d'un autre côté, Farnowsky, syphiliographe, en opposition avec M. Fournier et d'accord avec Charcot!

Est-ce que cela ne rappelle pas l'opposition, pendant assez longtemps, de Koch contre la vaccination charbonneuse de l'immortel Pasteur?

D'ailleurs, nous avons cherché à contrôler l'exactitude de notre statistique d'une façon indirecte. Nous avons pensé que, si les statistiques de Saint-Louis et de la Salpêtrière se trouvaient en si choquante opposition, pour les raisons que nous avons données, sans doute, les statistiques des opthalmologues présenteraient des proportions normales. Et cela pour plusieurs raisons, dont voici la meilleure: il est acquis que la dégénérescence grise des nerfs optiques débute souvent de longues années avant que tout autre symptôme du tabès oblige le patient à consulter tout autre médecin spécialiste que l'ophtalmologue. Donc, les ophtalmologues doivent voir les tabétiques dans des proportions normales, comme antécédents de syphilis ou autres; dans des conditions exactement pareilles à celles où nous nous sommes trouvé lors du traitement du tabès par la suspension.

Guidé par ce raisonnement nous avons consulté les différents traités d'ophtalmologie et nous avons été heureux de trouver ce que nous cherchions. M. de Wecker, (1) dans son traité couronné par l'Académie de médecine (Prix Chateauvillard), regarde la syphilis comme une cause prédisposante et rien de plus: « Les données, dit-il, de MM. Fournier et Erb ne se trouvent guère confirmées par nos chiffres de statistique, qui ne portent guère le nombre des infectés au-delà de 30 pour 100. Un coup d'œil jeté sur notre tableau montre qu'un clinicien répandu pourra, suivant le nombre de malades qui se présentent à lui, observer de 60 à 70 ataxiques par an. De ces ataxiques, nous pouvons affirmer de la manière la plus positive que leur affection n'est pas seulement réfrac-

1. L. de Wecker et Landolt. *Traité complet d'opthalmologie*, t. IV, p. 543, Paris, 1889.

taire au traitement spécifique, mais aussi que lorsque la maladie ne se trouve qu'ébauchée tout traitement mercuriel ou l'iodure de potassium active manifestement la marche de l'affection morbide. Si donc l'on a dû convenir que la manifestation tertiaire sur la moelle et les centres nerveux, comme dégénérescence et sclérose, se comportait absolument autrement dans ses résultats thérapeutiques que les symptômes tertiaires en général, c'est-à-dire si l'on a dû convenir qu'on n'a pas guéri un seul malade, depuis qu'on veut avoir découvert que l'ataxie est le plus souvent spécifique, on s'est consolé en soutenant que les changements anatomiques, une fois établis, n'étaient pas de nature à permettre un retour vers la guérison, mais que l'on pourrait citer nombre de cas où les symptômes préataxiques auront disparu et que le traitement spécifique devait être regardé comme un moyen de préservation de l'ataxie. Ce raisonnement peut certainement être contredit par les ophtalmologistes, et personne ne saurait nier que la manifestation de la dégénérescence est pour ce qui concerne les nerfs optiques un symptôme fréquent et essentiellement précurseur des altérations de la moelle, personne ne saurait nier que le nerf optique n'est pas pris d'emblée dans toute une région de son épaisseur, qu'au contraire la dégénérescence débute par foyers délimités. Combien de fois n'avons-nous pas tenté, sur des malades qui avaient affirmé avoir été infectés, un traitement spécifique des plus énergiques et méthodiques, et ne nous sommes-nous pas vu forcé de l'interrompre, voyant la très grande impulsion que pareil traitement donnait à la maladie? Donc, les mercuriaux, ainsi que l'iodure de potassium, ne sont certainement pas à même d'empêcher l'évolution de la dégénérescence grise dans les nerfs optiques ; loin de là, ces médicaments la hâtent ; si donc la dégénérescence grise était de nature spécifique, le traitement préventif aurait pour ce genre de manifestation syphilitique une tout autre manière de se comporter qu'il ne l'a pour toutes les autres manifestations de ce genre ».

Ce raisonnement inattaquable de M. de Wecker, basé sur des données précises, se trouve confirmé par M. le professeur Panas. En effet, par une heureuse coïncidence, M. le professeur Panas vient de publier cette semaine même son *Traité des maladies des yeux.* M. Panas n'accepte guère, non plus, les statistiques de MM. Fournier et Erb ; sa longue expérience se refuse à admettre l'origine syphilitique du tabès : « Sans vouloir, dit-il (1), discuter l'origine syphilitique du tabès et de l'atrophie optique qui en dépend, nous dirons que l'infection spécifique constitue une prédisposition manifeste, et se retrouve

1. Panas. *Traité des maladies des yeux*, p. 709, Paris, 1894.

dans le tiers des cas environ. Mais elle n'est pas la seule cause, et souvent il faut faire entrer en ligne de compte l'alcoolisme, le surmenage, les excès vénériens, l'arthritisme, et jusqu'au seigle ergoté et la pellagre ; ajoutons que bien des tabétiques sont des névropathes héréditaires. Le pronostic est grave, et jamais, pour notre compte, nous n'avons observé de guérison. Après un temps plus ou moins long, et quel qu'ait été le traitement, l'affection aboutit à la cécité. Ce qui a pu en imposer parfois sur la valeur de telle ou telle médication, c'est qu'on attribue les périodes d'arrêt communes dans le tabès à l'effet du médicament. Telle est l'opinion de Leber et de Charcot sur le mercure ; et l'on peut en dire autant des autres traitements. Notre impuissance reste la même que le tabès soit syphilitique ou non. »

D'ailleurs, mon très cher maître, M. Henri Parinaud, est du même avis que MM. de Wecker, Panas, et nous croyons que tous les ophtalmologues envisagent la question dans le même sens.

Nous pouvons donc conclure que la syphilis n'a pas cette influence si exclusive et si importante qu'on l'a dit et écrit.

Dans des conditions normales d'observations, à peine on trouve 33 syphilitiques pour 100 tabétiques. Par conséquent, le tabès chez le plus grand nombre des malades peut se développer sans l'intervention de la syphilis. On n'est donc pas autorisé à affirmer, à accepter comme vrai que tout tabétique doit son tabès à la syphilis. C'est une pure hypothèse ; à moins que l'on ne pût démontrer que MM. de Wecker, Panas, comme les Charcot, les Lancereaux, étaient incapables de trouver chez un tabétique, la triade d'Hutchinson ou les autres syphilis.

Pour nous, la syphilis joue le même rôle, plus fréquent par sa nature, que le froid, l'arthritisme, l'alcoolisme, le miserere moral, le saturnisme, le surmenage, les excès vénériens, le seigle ergoté, la pellagre, le traumatisme, et en général, toute maladie débilitante. Toutes ces causes sont des « agents provocateurs » de la maladie chez des tabétiques en puissance. C'étaient probablement des tabétiques en puissance, les blessés que mon honoré maître, M. le professeur Straus, a observés. C'étaient des tabétiques en puissance, les nouveaux mariés d'Hippocrate (1) : « Le tabès dorsalis attaque principalement les nouveaux mariés et les gens adonnés aux plaisirs vénériens ».

Notre statistique est très instructive à ce point de vue.

Cependant l'action de la syphilis, comme « agent provocateur » du tabès, peut recevoir

1. Hippocrate. Traduction, par Littré. T. VII, p. 79. Paris, 1861.

une autre interprétation. Les ophtalmologues constatent que le mercure hâte l'évolution de la dégénérescence grise des nerfs optiques chez tous les tabétiques, syphilitiques ou non; d'un autre côté, un médecin allemand, Tuczeck, a publié récemment la relation détaillée d'une épidémie de tabès dorsalis d'origine alimentaire (ergot de seigle); à l'autopsie de quatre des victimes, on put constater les lésions spinales commençantes de cette maladie.

Eh bien, pourquoi l'hydrargyre serait-il dans l'impossibilité de produire les mêmes effets sur la moelle des tabétiques en puissance que le principe toxique de l'ergot de seigle? Est-ce que l'action de l'hydrargyre sur le système nerveux n'est pas manifeste? Est-ce que nous n'avons pas des névralgies, de la chorée, du bégaiement, de l'amaurose, des paralysies, etc., d'origine hydrargyrique?

Dans tous les cas, le rôle exclusif ou à peu près exclusif de la syphilis dans la pathogénie du tabès devient très douteux. Assurément on a généralisé une vérité partielle. Toutefois, nous reconnaissons le grand mérite de M. le professeur Fournier; car, grâce à ses travaux considérables sur ce sujet, on sait maintenant que la syphilis joue un grand rôle comme cause provocatrice le plus souvent, et quelquefois comme seule cause apparente d'une maladie dont l'étiologie était jusqu'alors dépourvue de données précises. Mais elle ne se trouve en cause que dans un tiers des cas, peut-être même moins ; mais jamais plus. Et quand elle se trouve en cause, il y a à côté d'elle très souvent, chez le même malade, d'autres causes pathogéniques, comme l'alcoolisme, l'arthritisme, qui nous empêchent de croire que la syphilis seule suffise, dans le plus grand nombre des cas, à engendrer le tabès ; tandis que les observations publiées jusqu'aujourd'hui incriminant l'hérédité nerveuse seule sont tellement caractéristiques (observations de Duchenne de Boulogne, Vulpian, Charcot, de MM. Ballet et Landouzy, etc.), que notre esprit ne peut qu'admettre, sans la moindre réserve, que le facteur principal, efficient, dominant de sa haute importance tous les autres éléments étiologiques du tabès, c'est l'hérédité nerveuse.

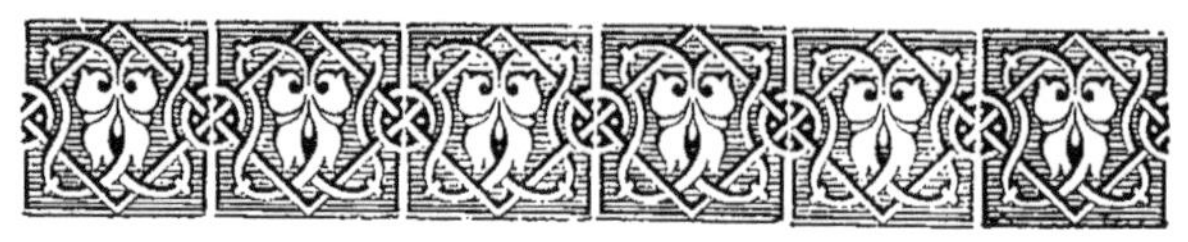

CONCLUSIONS

1° La syphilis est une simple cause prédisposante dans l'étiologie du tabès.

2° Il n'y a qu'un tiers seulement des tabétiques se trouvant avoir eu antérieurement la syphilis.

3° La principale cause du tabès est due à une débilité primitive congénitale de la moelle, de nature héréditaire.

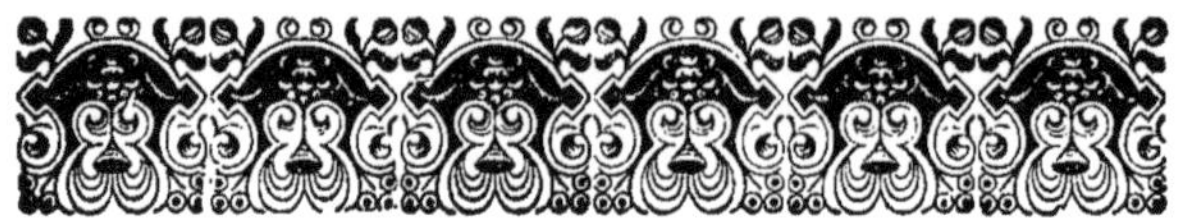

INDEX BIBLIOGRAPHIQUE

1. **Ballet et Landouzy**. — Du rôle de l'hérédité nerveuse dans la genèse de l'ataxie locomotrice progressive, in Annales médico-psychologiques, Paris, janvier 1884.

2. **Charcot**. — 1° Œuvres complètes. Leçons sur les maladies du système nerveux. 2° Leçons du mardi à la Salpêtrière, Paris, 1889.

3. **Darier**. — Tabes, in Manuel de médecine, publié sous la direction de MM. Debove et Achard, t. III, Paris, 1894.

4. **Doyon**. — De l'ataxie locomotrice d'origine syphilitique, in Annales de dermatologie et de syphiligraphie, t. VII, Paris, 1875-1876.

5. **Duchenne, de Boulogne**. — Ataxie locomotrice, in Archives générales de médecine, Paris, 1859.

6. **Eisenmann**. — Die Bewegungs-Ataxie Wien, 1863.

7. **Erb**. — Zur Aetiologie der Tabes. Berliner Klinische Woch., 1891, n. 29.

8. **Feré**. — La famille névropathique, in Archives de Neurologie, Paris, janvier, 1884.

9. **Ferry**. — Recherches statistiques sur l'étiologie de l'ataxie locomotrice, thèse, n. 35, Paris, 1879.

10. **Fournier.** — 1° De l'ataxie locomotrice d'origine syphilitique, Paris, 1882 ; 2° Leçons sur la période pré-ataxique du tabès d'origine syphilitique, Paris, 1885 ; 3° Les affections parasyphilitiques, Paris, 1894.

11. **Hippocrate.** — Traduction, par Littré. Tabes dorsalis, t. VII, Paris, 1861.

12. **Isaac.** — Tabes, etc., in Berliner Klinische Wochensch., 16 avril 1894.

13. **Julius Preuss.** — Ueber die Syphilis als Aetiologie der Tabes dorsalis. Thèse de Berlin, 1886.

14. **Landolt et de Wecker.** — Traité complet d'ophtalmologie, t. IV, Paris, 1889.

15. **Landouzy et Ballet.** — Voir Ballet et Landouzy.

16. **Marie.** — Leçons sur les maladies de la moelle, Paris, 1892.

17. **Marius Carre.** — Ataxie locomotrice, Paris, 1865.

18. **Panas.** — Traité des maladies des yeux, Paris, 1889.

19. **Raymond.** — Tabes, in dictionnaire encyclopédique des sciences médicales, Paris, 1885.

20. **Straus.** — Faits pour servir à l'étude des rapports du traumatisme et du tabes, in archives de physiol. norm. et pathol. t. II, Paris, 1886.

21. **Topinard.** — De l'ataxie locomotrice, Paris, 1864.

22. **Trousseau.** — 1° Ataxie locomotrice, in dictionnaire de médecine et de chirurgie pratiques, Paris, 1865 ; 2° Clinique médicale de l'Hôtel-Dieu, Paris, 1873.

23. **Vulpian.** — Maladies du système nerveux, Paris, 1879.

24. **De Wecker et Landolt.** — Voir Landolt et de Wecker.

H. Jouve, Imp. de la Faculté de médecine, 15, rue Racine, Paris

www.ingramcontent.com/pod-product-compliance
Ingram Content Group UK Ltd.
Pitfield, Milton Keynes, MK11 3LW, UK
UKHW020218200726
13856UKWH00004B/1465

9 782013 589352